MÉMOIRE

SUR DE NOUVELLES APPLICATIONS

DU STÉTHOSCOPE

DE M. LE PROFESSEUR LAENNEC.

PAR J. LISFRANC,

Membre titulaire de l'Académie Royale de Médecine, Chirurgien du Bureau central des hôpitaux civils, Professeur de Chirurgie et de Médecine opératoire, Membre résidant de la Société de Médecine de Paris, Membre associé de la Société des Sciences Médicales du département de la Moselle, de la Société Médicale d'Émulation, etc.

PARIS,

CHEZ GABON ET COMPAGNIE, LIBRAIRES,

RUE DE L'ÉCOLE-DE-MÉDECINE,

ET A MONTPELLIER, CHEZ LES MÊMES LIBRAIRES.

10 Août 1823.

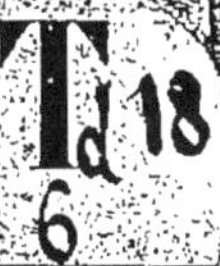

MÉMOIRE

SUR DE NOUVELLES APPLICATIONS

DU STÉTHOSCOPE

DE M. LE PROFESSEUR LAENNEC.

MÉMOIRE

SUR DE NOUVELLES APPLICATIONS

DU STÉTHOSCOPE

DE M. LE PROFESSEUR LAENNEC.

PAR J. LISFRANC,

Membre titulaire de l'Académie Royale de Médecine, Chirurgien du Bureau central des hôpitaux civils, Professeur de Chirurgie et de Médecine opératoire; membre résidant de la Société de Médecine de Paris; membre associé de la Société des Sciences Médicales du département de la Moselle; de la Société Médicale d'Émulation, etc.

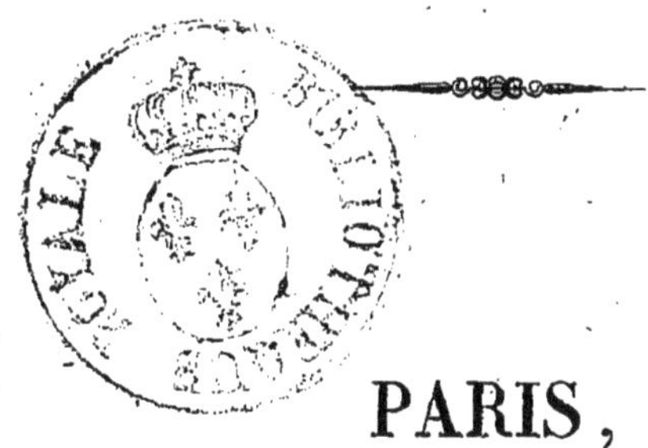

PARIS,

CHEZ GABON ET COMPAGNIE, LIBRAIRES,

RUE DE L'ÉCOLE-DE-MÉDECINE;

ET A MONTPELLIER, CHEZ LES MÊMES LIBRAIRES.

10 Août 1823.

MÉMOIRE

SUR DE NOUVELLES APPLICATIONS

DU STÉTHOSCOPE

DE M. LE PROFESSEUR LAENNEC.

L'IDÉE, aussi ingénieuse qu'utile, de l'auscultation médiate a enfin appris à distinguer les maladies de la poitrine, à signaler leurs périodes, à indiquer le degré d'altération des viscères renfermés dans cette cavité. Jusqu'alors tout était obscur, et pour ainsi dire augural, malgré les efforts multipliés des hommes illustres qui avaient précédé M. *Laennec* dans la carrière. Mais le stéthoscope ne devait pas seulement éclairer le diagnostic des affections thoraciques ; déjà M. de *Kergaradec* en a fait une très-heureuse application à la grossesse : M. *Laennec* lui-même a reconnu des ascites et des anévrismes internes, à l'aide de ce moyen ; il a indiqué aux chirurgiens qu'ils pourraient en tirer un grand parti pour constater les fractures douteuses et les calculs de la vessie. Ce travail m'a paru important à faire; j'ai cru devoir y joindre de nouvelles recherches sur le diagnostic des calculs biliaires, des corps étrangers dans l'économie, des hydropisies, de la tympanite, de la carie, de la nécrose, des séquestres, enfin des kystes qui renferment des corps semblables à des pepins de poire, ou à des graines de melon.

Des Fractures.

Les expériences que j'ai faites sur le cadavre, et que j'ai ensuite appliquées à l'homme vivant, dans ma pratique particulière, et surtout au Bureau central, ne me permettent pas d'hésiter de poser en principe qu'il n'y a plus de fractures douteuses, abstraction faite de quelques solutions de continuité des os du crâne. En effet, à l'aide du stéthoscope, la tuméfaction n'est jamais assez considérable pour masquer la crépitation, et de très-légers mouvemens suffisent pour qu'elle soit perçue. Nos malades ne seront donc plus exposés aux erreurs si funestes du diagnostic des fractures, et nous aurons la douce satisfaction de les soustraire aux douleurs violentes, suite presque toujours inévitable des moyens d'investigation connus.

Règles générales pour l'application du Stéthoscope.

1°. Lorsqu'on applique le stéthoscope sur la fracture, il est à peu près indifférent de se servir de l'embout ou d'en faire abstraction; mais à mesure qu'on s'éloigne du point fracturé, la crépitation est plus sensible quand l'instrument est dépourvu de l'embout.

2°. Plus les os sont superficiels, plus la crépitation est forte, de légers mouvemens suffisent pour la produire; elle est plus sensible sur la fracture. Or, non seulement nous constatons la rupture osseuse, mais encore nous précisons son siége. Il serait inutile de faire remarquer combien nous évitons de manuductions douloureuses, souvent inutiles, et combien aussi la connaissance du lieu précis de la solution de continuité de l'os est importante en pratique. Pour bien connaître ce lieu, il est indispensable que les mouvemens imprimés aux fragmens soient toujours les mêmes.

3°. La crépitation est moins appréciable à mesure qu'on s'éloigne du point fracturé ; d'ailleurs elle se fait entendre à des distances presqu'inconcevables quand on n'a pas fait soi-même des essais ; il est à remarquer qu'alors il faut qu'elle soit un peu forte.

4°. Lorsqu'une fracture existe avec chevauchement, la crépitation est moins facile à apprécier ; si une oreille peu exercée ne l'entendait pas d'une manière très-distincte, il serait facile de la rendre plus forte, après avoir pratiqué une extension et une contre-extension légères.

5°. La crépitation produite par les fragmens des os compactes fournit des sons aigres, de forts pétillemens ; perçus par le stéthoscope, ils sont souvent éclatans et fatiguent quelquefois beaucoup l'oreille.

6°. La crépitation des fragmens des os spongieux est sourde, et semblable à l'action d'une lime sur un corps dur et poreux (la pierre ponce, par exemple) ; ce bruit est de temps en temps entrecoupé par des sons un peu plus forts, et qui ont une certaine analogie avec ceux de la crépitation des os compactes.

7°. La crépitation des fractures obliques est plus forte que celle des fractures transversales.

8°. Si des liquides sont épanchés autour des fragmens, il se joint à la crépitation un bruit semblable à celui que produit le pied dans un mauvais soulier qui contient de l'eau.

9°. Lorsque la fracture est compliquée d'esquilles, l'on entend, avec la crépitation ordinaire, une sorte de pétillement semblable à celui que fourniraient plusieurs corps durs anguleux, qui frotteraient les uns contre les autres.

10°. Quand la fracture existe avec plaie des parties molles, à la crépitation se joignent des sons qui ressemblent à ceux que font entendre des inspirations et des expirations fortes, la bouche étant toujours largement ouverte.

11°. Les luxations ne peuvent pas être confondues avec les fractures ; car la sensation produite par les surfaces articulaires déplacées est légère, et ne s'entend presque que sur le lieu même du déplacement : elle est sourde, c'est celle de deux surfaces polies et humides mues l'une sur l'autre.

12°. Le glissement des tendons dans leurs gaines fournit des sons pleins, sourds, saccadés, rares et extrêmement distincts de la crépitation.

Nous ne terminerons pas ces généralités, sans recommander, même aux personnes qui ont l'habitude du stéthoscope, d'exercer quelquefois sur le cadavre leurs oreilles à la crépitation ; car, si nous en jugeons par nous-même, et par MM. *Ricard*, *Kiegler*, *Michel*, *Van-Mons*, *Accarie* et *Gosteat*, qui ont assisté aux recherches que nous avons faites, nos premiers essais nous fournissaient des sensations très-obscures.

Règles particulières pour l'application du Stéthoscope.

Fractures du Tibia.

Les pathologistes conviennent que la fracture du tibia est très-souvent difficile à reconnaître, surtout lorsque le malade a pu marcher ; la douleur qui se prolonge au-delà de son terme ordinaire, l'empâtement qui survient sur un point du trajet de l'os, les secousses qu'éprouve le malade pendant le sommeil, ne sont que des signes équivoques : souvent la tuméfaction empêche de reconnaître les inégalités osseuses, qui d'ailleurs n'existent quelquefois point. Il en est de même de la mobilité des fragmens. Si la crépitation a lieu, elle est obscure, surtout pour des praticiens ordinaires. Met-on en usage le stéthoscope, imprime-t-on de très-légers mouvemens aux fragmens, toutes les difficultés sont levées.

Crépitation peu sensible à la partie postérieure de la jambe; on l'entend sur toute l'étendue de la cuisse, sur la crète iliaque, sur le sacrum et jusque sur la moitié du rachis; mais elle est plus distincte à mesure qu'on s'approche du lieu fracturé : place-t-on l'instrument sur le point du péroné diamétralement opposé à la fracture, le bruit de la crépitation est moindre que dans toute l'étendue du tibia; il est d'ailleurs moitié moins fort que sur la solution de continuité.

Fractures du Péroné.

Tiers inférieur. Lorsque la tuméfaction est considérable, la luxation du pied en dedans est le seul signe qui puisse faire présumer la solution de continuité du péroné : je dis présumer, car, lors même qu'après la réduction le pied jouirait d'une grande mobilité et se luxerait spontanément, l'on n'aurait point la preuve de l'existence d'une fracture, puisque la rupture des ligamens peut permettre cette mobilité insolite, et que rien n'est plus commun que de voir une luxation simple du pied se reproduire spontanément. Si l'on nous objectait qu'il est indifférent d'établir le diagnostic d'une fracture pendant qu'il y a tuméfaction, nous répondrions : 1°. qu'il est beau en pathologie de constater sur-le-champ une maladie ; 2°. que le gonflement inflammatoire et œdémateux disparaît par la réduction. L'on convient, d'ailleurs, qu'il est extrêmement rare d'obtenir la crépitation dans le cas qui nous occupe.

Si l'on exerce quelques légères pressions sur le trajet des fragmens, si l'on a recours au stéthoscope, cette crépitation est extrêmement distincte sur le siége de la fracture; elle l'est moins sur la partie moyenne de l'os que sur sa tête, à cause de la présence des muscles qui recouvrent le corps du péroné; pour la même raison, elle est plus appréciable sur la crète iliaque que sur la cuisse. Quand on ausculte sur le point du tibia correspondant à la fracture du péroné, l'on entend que la crépitation est éloignée. Quand on pose le stéthoscope sur le tibia, plus haut ou plus bas que la fracture du péroné, l'on n'éprouve qu'une sensation très-obscure.

Fractures du Péroné.

Partie moyenne. A cette hauteur la fracture est plus difficile à reconnaître, puisque l'os est plus profondément situé et que le déplacement est moindre; après avoir conseillé d'imprimer des mouvemens aux fragmens, les auteurs ajoutent qu'une méprise pourrait être commise : on l'évitera toujours avec le stéthoscope; la crépitation sera mieux appréciée sur la fracture que sur la tête du péroné , et que sur la malléole externe.

Fractures de la Jambe.

Stéthoscopie. Sensations de surfaces multipliées qui frottent les unes contre les autres ; bruit également sensible en dehors et en dedans de la jambe, perçu très-distinctement jusqu'à la partie moyenne de la colonne vertébrale, mais diminuant à mesure qu'on s'éloigne de la fracture. Il est évident, d'après les faits que nous venons d'établir, que l'on peut facilement distinguer la fracture du péroné de celle du tibia, et la fracture de la jambe de celle de chacun de ces os en particulier.

Fracture longitudinale de la Rotule.

Elle est si difficile à constater, que les auteurs classiques n'ont presque pas fait mention de ses signes. Le léger écartement des fragmens, dont parle *Lamotte*, est impossible à reconnaître, pour peu qu'il existe de tuméfaction. Il est d'ailleurs très-difficile d'imprimer à l'os des mouvemens qui puissent faire apprécier la crépitation et la mobilité insolite des parties d'os rompues. Toutes ces recherches sont, au reste, très-dangereuses, sous le rapport du développement de l'inflammation.

La stéthoscopie détruit en un instant tous les doutes; le plus léger mouvement suffit pour faire entendre une crépitation de fourmillement plus sensible sur le lieu fracturé, et perceptible, d'après les règles établies, jusque sur la crête iliaque.

Fracture transversale et oblique de la Rotule.

1°. Un chirurgien prudent ne fera jamais marcher le malade pour établir le diagnostic de cette fracture; car la marche aurait le grave inconvénient de déchirer la couche aponévrotique et fibreuse, si elle avait résisté à la cause fracturante, à l'action des muscles.

2°. Les signes commémoratifs ne peuvent jamais servir de base à un diagnostic solide.

3°. Nous proscrivons, pour les raisons que nous venons d'exposer, les mouvemens de flexion imprimés à la jambe blessée.

4°. Lorsque l'engorgement des parties molles existe, il n'est plus permis d'apprécier l'intervalle établi entre les fragmens, quoiqu'il soit assez considérable.

5°. Pour entendre ou sentir la crépitation, on fera naître beaucoup de douleur; on imprimera aux os de grands mouvemens, qui non seulement aviveront la phlegmasie, mais qui produiront encore des déchirures.

L'auscultation médiate fait éviter tous ces dangers. Le plus léger mouvement produira distinctement la crépitation ordinaire des os spongieux. L'on sait qu'il faudra toujours mettre le membre dans l'extension, et que dans les cas d'écartement considérable, on devra rapprocher les fragmens. N'omettons pas de dire, que dans les fractures de la rotule il se joint au bruit de la crépitation la sensation produite par le frottement des surfaces articulaires.

Fractures de la cuisse.

Ordinairement cette maladie est facile à reconnaître; mais pour bien la constater par les moyens connus, l'on causera toujours beaucoup plus de douleurs que si l'on emploie le cylindre. Appliqué sur la fracture, il fait toujours mieux entendre la crépitation qu'ailleurs. Elle est sensible dans toute l'étendue du membre, sur la crête iliaque, sur l'abdomen, sur le rachis et même sur le sinciput; on la perçoit sur le thorax : alors au bruit de la respiration se joignent des sons profonds, sourds, éloignés, semblables à ceux que l'on entend dans le lointain d'une profonde caverne.

Fractures du col du fémur.

Dans un grand nombre de cas le diagnostic de cette fracture est si difficile à établir, que, malgré la description lumineuse qu'en ont donnée MM. les professeurs *Boyer* et *Richerand*, il n'est pas, je crois, de maladie qui ait plus souvent occasioné des méprises. En effet, le raccourcissement du membre, l'ascension du grand trochanter n'existent pas toujours, ou sont si faibles, si légers, qu'il est très-difficile de les constater; pour y parvenir plus facilement, nous avons depuis longtemps conseillé de mesurer la longueur respective des membres abdominaux avec une ficelle, qui, partant de l'épine antérieure et supérieure de l'os des iles, viendrait se rendre sur la partie inférieure de la malléole externe.

Il est des sujets chez lesquels des manœuvres imprudentes ont allongé le membre, alors les fragmens obliques s'arc-boutent l'un contre l'autre, ou bien les muscles paralysés se laissent distendre : voilà encore une nouvelle source d'erreurs ; car dans le premier cas, il peut devenir très-difficile de donner à la cuisse sa longueur ordinaire ou de produire son raccourcissement. La rotation du pied en dehors n'est pas constante (*Paré*, *J. L. Petit* et *Desault*). La facilité de rendre au membre sa longueur et sa rectitude ordinaires par de légers efforts d'extension, est un signe qui n'existe pas toujours.

La petite étendue des arcs-de-cercle décrits par le grand trochanter exige des mouvemens de rotation extrêmement douloureux, et le peu de longueur du col du fémur peut facilement en imposer. L'impossibilité de fléchir la cuisse sur le bassin, lorsque la jambe est étendue, est un symptôme qui peut aussi appartenir à la contusion de l'articulation.

On lit dans les Mémoires de l'Académie de Chirurgie, l'histoire d'un malade qui put se relever et regagner son logis après s'être fracturé le col du fémur. *Desault* et M. *Laennec* rapportent des observations semblables : un grand nombre de faits recueillis par *Louis*, *Deverney*, *Sabatier*, prouvent que le déplacement des fragmens n'existe pas toujours immédiatement. Il n'est donc pas étonnant que les maîtres de l'art réunis hésitent souvent de donner leur avis, même après avoir plusieurs jours observé le cas pathologique. Toutes ces hésitations s'évanouissent par l'emploi de l'instrument de M. le professeur *Laennec*. Imprime-t-on de légers mouvemens au membre, la crépitation est perçue ; elle paraît aussi forte sur la partie antérieure de la crête iliaque, que sur la région antérieure de l'articulation coxo-fémorale. Elle est très-remarquable sur la rotule, on l'entend le long de la jambe.

Le décollement de l'épiphyse de la tête du fémur, l'enfoncement de la cavité cotyloïde, observée par *Ludwig*, doivent fournir un bruit particulier ; je n'ai aucune donnée sur ces faits, je les signale à l'attention des praticiens.

Fractures du Bassin.

J'ai dit depuis longtemps, qu'en touchant les points de ces os que l'on atteint avec le doigt porté dans le rectum ou dans le vagin, l'on pouvait mieux constater leur fracture ; mais malgré ce moyen d'investigation, quelques-unes de leurs solutions de continuité peuvent être douteuses. Toutes les fois que les fragmens jouiront d'un peu de mobilité, le stéthoscope apprendra qu'il y a fracture, et indiquera quel en est le siége.

Fractures du Radius.

Cette fracture est facile à reconnaître à quelque distance de l'articulation du poignet ; toutefois, pour bien la constater, il faut souvent imprimer à l'os des mouvemens multipliés, douloureux et même dangereux. Quand la rupture siége très-près de l'extrémité inférieure du radius, les praticiens conviennent que son diagnostic est obscur ;

il le devient davantage par la tuméfaction qui masque la légère saillie que forme ordinairement le fragment supérieur vers la face dorsale ou vers la face palmaire de l'avant-bras : alors on pourrait confondre la solution de continuité de l'os avec la luxation du poignet, car la douleur empêchera souvent les mouvemens de la main, et dans le cas où ils seraient exécutés, le gonflement les rendrait incomplets et ne permettrait pas aisément de sentir si l'apophyse styloïde les suit ou si elle reste immobile.

Le stéthoscope jouit encore ici de ses précieux avantages, il perçoit la plus légère crépitation, elle est plus sensible sur le lieu de la fracture. Place-t-on le cylindre sur le point du cubitus diamétralement opposé à la solution de continuité, le bruit est moindre que dans toute l'étendue du radius : on l'entend d'ailleurs jusque sur l'humérus.

Si l'on meut le radius seul quand il est fracturé, l'on entend la crépitation ; mais des mouvemens sont-ils exécutés ensuite seulement par le cubitus, quand il ne présente pas de fracture, point de crépitation. Cette règle s'applique au tibia et au péroné.

Rien n'est donc plus facile que de constater l'existence d'une fracture siégeant sur un seul de ces os.

L'on suivra, pour la fracture du cubitus, les règles que nous venons d'indiquer pour celle du radius.

Fractures de l'Avant-Bras.

Le stéthoscope préservera encore ici le malade des douleurs violentes que lui feraient éprouver, dans beaucoup de cas, les moyens ordinaires d'investigation ; il fournit une crépitation plus distincte sur le lieu fracturé : aussi distincte en dehors qu'en dedans du membre, on l'entend jusqu'à la partie supérieure du sternum, jusque sur la tête. Comme à la jambe, la crépitation donne la sensation de surfaces multipliées qui frotteraient les unes contre les autres : or, la fracture de l'avant-bras est facile à distinguer de la fracture du radius ou du cubitus.

Fractures de l'Olécrâne.

Le diagnostic de cette solution de continuité est facile lorsqu'il y a peu de tuméfaction ; mais les parties molles sont-elles en turgescence, les praticiens les plus distingués savent que la fracture peut être prise pour la luxation en arrière de l'avant-bras ; il est évident qu'une violente inflammation rendra les mouvemens du membre tout aussi difficiles que le déplacement des surfaces articulaires ; qu'alors la maladie ne pourra pas être constatée. On y parvient toujours avec le stéthoscope.

Crépitation plus sensible sur le lieu fracturé, plus distincte sur le cubitus que sur le radius, et aisément perçue sur la partie antérieure de l'article : pour bien l'apprécier l'on suivra les principes établis pour les solutions de continuité de la rotule. Il n'est pas besoin de faire observer de nouveau qu'il est impossible de confondre le bruit de la crépitation avec celui que fournit le frottement des surfaces articulaires.

Fractures du Corps de l'humérus.

Stéthoscopie. Crépitation plus sensible sur le lieu fracturé, moins distincte sur l'avant-bras et sur la partie supérieure de l'humérus, à peine appréciable sur la partie supérieure de la poitrine et sur le côté de la tête correspondant à la maladie. Le stéthoscope a pour la fracture du corps de l'humérus tous les avantages que nous avons signalés à l'occasion de la fracture du corps du fémur.

Fractures du Col de l'humérus.

Malgré l'excellente description qu'on a donnée de cette fracture, il arrive malheureusement quelquefois que des chirurgiens la confondent avec la luxation, c'est ce dont nous avons eu souvent occasion de nous convaincre au Bureau Central.

Il est trop facile d'apprécier la crépitation à l'aide du stéthoscope, pour que désormais cette méprise puisse être commise.

Crépitation plus sensible sur le lieu fracturé, moins sur le moignon de l'épaule, un peu moins sur l'extrémité sternale de la clavicule et sur la partie supérieure du scapulum, beaucoup moins vers la fourchette du sternum et sur l'angle inférieur de l'omoplate, peu marquée sur le larynx, distincte dans toute l'étendue du membre.

Fractures de la Clavicule.

Lorsque cette fracture siége entre l'extrémité sternale de la clavicule et l'apophyse coracoïde, elle est très-facile à constater; mais quand l'os est cassé en dehors du bec coracoïdien, la tuméfaction, même légère, rend le diagnostic très-obscur : la dépression qu'éprouve le fragment interne ne peut pas être sentie; il est impossible, en relevant ou en abaissant le moignon de l'épaule, d'apprécier la mobilité insolite de l'os fracturé : le cylindre lève toutes les difficultés.

La crépitation est plus sensible sur le lieu de la fracture, on l'entend sur toute l'étendue du membre et sur le sternum; elle est très-distincte sur le moignon de l'épaule, sur la partie supérieure du scapulum et sur le larynx; on la perçoit bien sur l'angle inférieur de l'omoplate, elle est confuse sur les parties latérales du thorax et sur la partie moyenne du rachis.

Fractures des Côtes.

La tuméfaction inflammatoire ou œdémateuse, l'infiltration séreuse, un grand embonpoint, rendent le diagnostic de ces fractures extrêmement obscur; nous en avons acquis souvent la conviction au Bureau central des hôpitaux. Les pressions assez fortes qu'on est obligé d'exercer sur les côtes pour s'assurer de leur solution de continuité, joignent au danger de la lésion de l'artère intercostale le danger plus grand encore d'enfoncer les fragmens, de déchirer la plèvre, de léser profondément le poumon. L'auscultation médiate soustrait le malade à tous ces graves inconvéniens. Elle fournit une crépitation ordinairement sourde, distincte de toutes celles de la poitrine et semblable au bruit que rend le fond d'un chapeau qu'on abaisse et qu'on relève alternativement. Quelquefois l'on perçoit le bruit de la crépitation ordinaire des os.

Fractures du Scapulum.

Tous les auteurs conviennent que la fracture longitudinale de l'omoplate est difficile à reconnaître lorsque le système musculaire est très-développé; elle existe en effet sans déplacement, ou presque sans déplacement, il y a peu de déformation appréciable; il est très-difficile de saisir les fragmens pour sentir leur mobilité, entendre leur crépitation. Quand la fracture est transversale, le diagnostic est un peu moins obscur.

Le stéthoscope fait toujours entendre le bruit résultant de la mobilité des fragmens, il ressemble à celui que produiraient deux lames de bois minces, dont les bords, chevauchant un peu, glisseraient l'un sur l'autre.

Fractures de l'Acromion.

Une tuméfaction considérable peut embarrasser le chirurgien quand il s'agit de la fracture de l'acromion, parce qu'alors il ne peut pas sentir cette apophyse, ni bien apprécier la légère inclinaison de l'épaule; le gonflement empêche encore de constater exactement que le bras pend à côté du tronc; les douleurs très-fortes qu'éprouve le malade s'opposent à ce qu'on refoule le membre en haut. Or, si nous voulons des notions claires et précises sur l'existence de la maladie, employons encore le stéthoscope: alors, imprime-t-on quelques légers mouvemens à l'humérus ? ordinairement point de crépitation. En imprime-t-on au scapulum ? crépitation très-distincte, et perçue sur toute l'étendue de l'omoplate et du bras ; elle est obscure sur le sternum.

Fractures de la colonne vertébrale.

Jusqu'aujourd'hui l'on a souvent confondu les fractures des vertèbres avec leurs luxations ; de nombreuses autopsies attestent ce fait. Les mouvemens les plus faibles suffisent pour faire apprécier la crépitation à l'aide du stéthoscope ; elle est toujours plus marquée sur la solution de continuité, et ordinairement elle ne s'entend qu'à une petite distance de ce point.

Fractures de la mâchoire.

Quand il y a de la tuméfaction sans déplacement, l'on méconnaît souvent une fracture de la mâchoire ; on la constatera, dans tous les cas, avec le stéthoscope : la crépitation sera toujours plus sensible sur le lieu de la solution de continuité de l'os. On l'entendra sur toute la tête et jusque sur le larynx.

Fractures des os du crâne.

Les travaux de *Van-Swieten*, *Ledran*, *Pott*, *Desault*, *Sabatier*, et de tant d'autres que je pourrais citer à juste titre, prouvent combien il est ordinairement difficile de constater les fractures du crâne; mais, toutes les fois que les fragmens soumis à la pression jouiront d'un peu de mobilité, nous sommes convaincus, par des essais tentés sur les animaux, que le stéthoscope fera entendre la crépitation et pourra même indiquer le siége de la solution de continuité de l'os.

L'on a observé quelquefois la fracture des condyles de l'humérus et du fémur, de la malléole interne, etc. : alors, la stéthoscopie fournit ~~le bruit de la crépitation~~ des os spongieux uni à celui du glissement des surfaces articulaires les unes sur les autres.

L'on vient de voir qu'il est quelques fractures dont je ne me suis pas occupé en particulier, parce qu'elles rentrent dans les règles générales que j'ai établies au commencement de ce mémoire.

Calculs de la vessie.

Personne n'ignore que l'illustre *Desault* lui-même prit une tumeur fongueuse de la vessie pour un calcul : il est évident aussi que l'on a quelquefois taillé des malades chez lesquels on n'a pas trouvé de pierre; je crois que le stéthoscope nous mettra désormais à l'abri de ce malheur. Pour qu'il fournisse des sensations plus distinctes, on l'applique, dépourvu de l'embout, sur le corps du pubis et sur la partie postérieure du sacrum; alors, si le cathéter est introduit dans une vessie vide et qui ne contient pas de calcul, les mouvemens réguliers que l'on imprime à cet instrument font entendre des sons qui ressemblent à ceux de la pompe foulante mise en jeu.

La sonde produit quelquefois dans la vessie, contenant peu d'urine, le bruit de la salive agitée dans la bouche; mais, toutes les fois qu'il existe un calcul, on entend une espèce de cliquetis extrêmement distinct, ou bien des sons semblables à ceux que fournit l'action d'une lime sur un corps dur.

Les plus légers mouvemens imprimés au cathéter donnent les dernières sensations que nous venons d'énoncer.

Nous avons placé des tissus mous dans la vessie, et le cylindre ne nous a pas fourni d'autres données que celles que nous avons indiquées quand la vessie est vide ou quand elle contient un peu d'urine. M. le professeur *Serres*, qui a bien voulu assister à nos recherches, s'en est convaincu comme nous.

Calculs biliaires.

Il n'est pas de signes caractéristiques de l'existence des calculs biliaires, et souvent l'on met en usage les moyens propres à les combattre. Nous avions pensé, depuis longtemps, que le stéthoscope pouvait les faire reconnaître; nous avons tenté infructueusement un grand nombre d'essais; mais, sur un sujet dont le foie débordait légèrement les côtes, des pressions exercées sur elles et autour d'elles nous firent entendre un bruit semblable à celui de petites pierres étroitement logées, glissant les unes sur les autres: l'autopsie nous montra trois petits calculs biliaires. Il est utile, pour faire l'exploration dont nous nous occupons, que les muscles de l'abdomen soient dans le relâchement.

Tympanite.

Lorsque le stéthoscope est appliqué sur l'abdomen, et que l'on percute légèrement les parois de cette cavité, l'on perçoit un bruit parfaitement semblable à celui d'un tambour entendu d'une très-grande distance.

Ascite.

M. *Laennec* l'a constatée par le stéthoscope.

Hydarthrose.

Ces hydropisies ne sont difficiles à reconnaître que dans les cas où l'épanchement est léger; c'est précisément alors que le stéthoscope, appliqué sur l'article soumis à la percussion, fait entendre le ballotement du liquide.

Hydrocéphale, Hydrorachis.

Toutes les fois que les soutanelles existeront encore, ou qu'il y aura écartement des sutures, le cylindre fournira la sensation que nous venons d'indiquer. Il en sera de même pour l'hydrorachis, quand il y aura écartement ou destruction de la partie postérieure du canal vertébral.

Corps étrangers dans les Articulations.

J'engage les praticiens qui rencontreront des corps étrangers dans les articulations, à faire usage du stéthoscope. Depuis que j'en ai eu l'idée, je n'ai pas eu occasion de rencontrer cette maladie. L'on pourrait peut-être encore connaître avec le cylindre l'état dans lequel se trouvent les surfaces articulaires malades.

Si les corps étrangers placés dans l'oreille, les fosses nasales, le pharynx, l'œsophage, le rectum, le vagin, la matrice et le trajet des plaies, ne pouvaient pas être constatés par les moyens connus, le stylet et le stéthoscope les feraient facilement apprécier s'ils étaient assez sonores : il en seroit de même de la carie des nécroses et des séquestres. Ici les règles de la stéthoscopie sont si faciles à saisir, que nous nous abstenons de les indiquer.

Quand les kystes renferment des corps semblables à des pepins de poire ou à des graines de melon, qu'ils sont profondément situés, ou que les parties molles qui les environnent sont affectées d'une assez forte inflammation, c'est avec le stéthoscope seulement qu'on peut les reconnaître.

M. le professeur *Laennec* a déjà tiré un très-grand parti de son stéthoscope, pour établir le diagnostic des anévrismes internes. Je ne possède pas encore un assez grand nombre de faits sur les anévrismes externes, pour m'en occuper. Un travail de ce genre doit être basé sur des observations multipliées et longtemps méditées. Je me propose de publier plus tard un mémoire sur ce sujet important.

FIN.

Imprimerie de Gueffier, rue Guénégaud, n°. 31.

www.ingramcontent.com/pod-product-compliance
Ingram Content Group UK Ltd.
Pitfield, Milton Keynes, MK11 3LW, UK
UKHW020947220726
13924UKWH00002B/543